Antje Sabine Naegeli

Was trägt in schweren Zeiten?

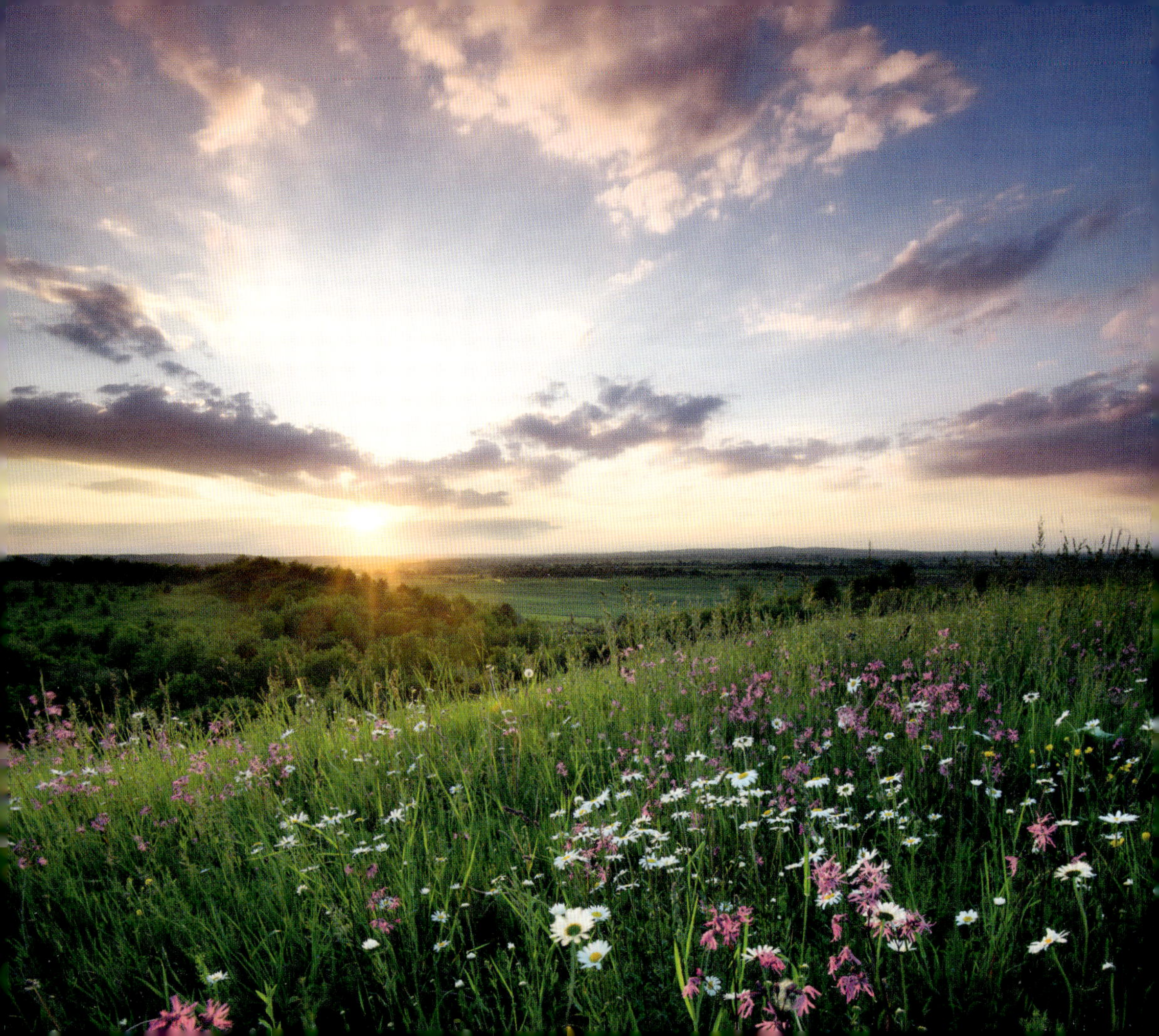

Vorwort

Wir leben in einer Zeit großer Herausforderungen. Dies gilt vor allem im Hinblick auf die uns alle betreffenden Schrecken wie den neuerlichen Krieg mitten in Europa, die noch nicht überwundene Pandemie, den Klimawandel, der sich immer stärker bemerkbar macht, und die uns überrollenden Veränderungen in unserer Gesellschaft. Die Zeit, in der wir leben, konfrontiert uns nachhaltig damit, wie verletzlich unser Planet und wie verletzlich menschliches Leben ist. Die Vorstellung, dass es einen endlosen gesicherten Schutz für uns gibt, ist rissig geworden, trägt nicht. Für nicht wenige unter uns kommen diese Belastungen noch zu persönlichen Krisen hinzu, überlasten, lösen Ängste aus und bedrücken.

Mit den nachfolgenden Ausführungen möchte ich Ihnen, liebe Leserin, lieber Leser, soweit in diesem Rahmen möglich, eine „Gesprächspartnerin“ sein, die ein paar Schritte weit an Ihrer Seite geht, ohne Sie belehren zu wollen. Ich möchte mich behutsam hineintasten in das Erleben schmerzvoller Zeiten, möchte nach dem fragen, was Hoffnung gibt, und mir wünschen, dass Sie sich ein Stück weit wahrgenommen und begleitet fühlen.

Antje Sabine Naegeli

Es gibt Zeiten, Umstände, die sich niemand von uns wünscht, die unser Leben verdunkeln, sicher Geglaubtes infrage stellen und das Leben zu einer Last werden lassen, an der wir schwer tragen.

Niemand von uns kommt durchs Leben ohne Verletzungen. Manchmal ist der innere Schmerz so groß, dass er unser Leben völlig überschattet und wir nur noch aus Schmerz bestehen. Wir alle kennen auf die eine oder andere Weise Lebensphasen, in denen Klage, Bedrücktheit oder inneres Verstummen weitaus näher sind als Unbeschwertheit, Lebensfreude und Tatkraft. Tage, die geprägt sind von schlaflosen Nächten, von Depression, Trauer, Sorgen, Ängsten und emotionalen Achterbahnfahrten; Zeiten, Umstände, in denen das Schicksal brutal zuschlägt und uns leiden macht.

Wir mögen sie nicht, diese belasteten Zeiten. Sie reiben uns innerlich auf, denn die Seele scheuert sich wund an ihnen. Sie kosten uns viel Kraft, und unsere Vorstellung, unsere Sehnsucht, wie unser Leben eigentlich sein sollte, steht dann in krassem Gegensatz zu den notvollen Erfahrungen solch verdunkelter und schwieriger Lebensphasen. Aber Dunkelheit, Schmerz und Leiden sind ein Teil des menschlichen Lebens, den niemand aus ihm entfernen kann, selbst wenn er es noch so dringlich wollte.

Bedauerlicherweise leben wir in einer Gesellschaft, die mit Leid, Schwere und Trauer, mit Kummer und Bedrückung nicht sonderlich gut umgehen kann. In einer Welt, die sich materielle und andere Erfolge auf die Fahnen geschrieben hat, zu der ein oft gnadenloser Wettbewerb um Image und Prestige gehört und in der Menschen unter Unterhaltungs-, Konsum-

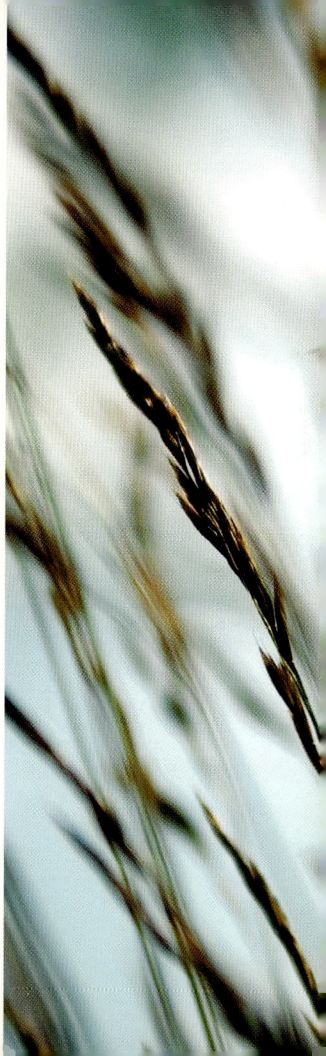

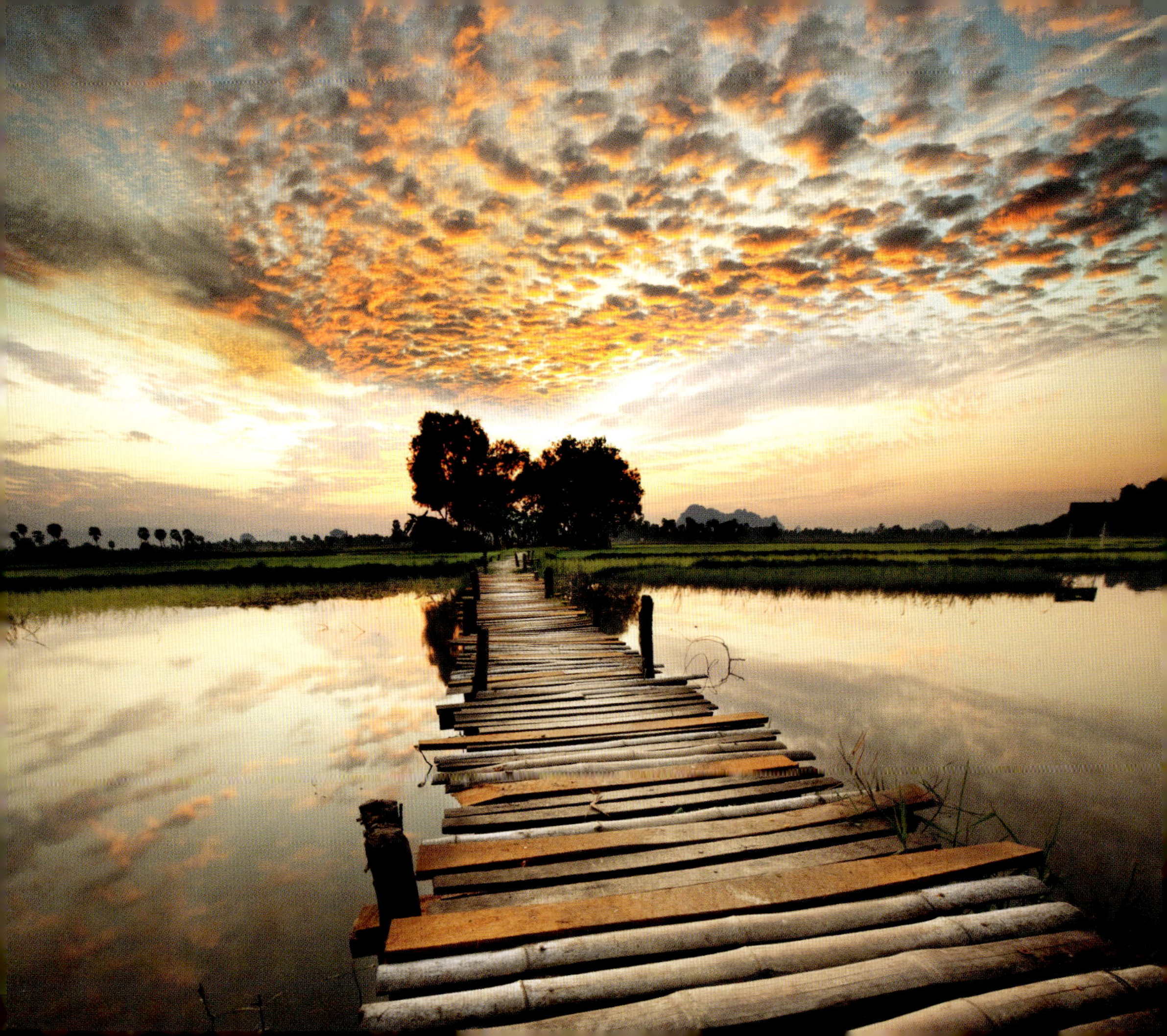

und Spaßterror stehen, sind Trauer, Scheitern, Depression und Konflikte nur allzu oft zu einem randständigen Dasein verurteilt. Sie sind Störfaktoren. Menschen weichen ihnen nach Möglichkeit aus, weil sie nicht gelernt haben, mit ihnen umzugehen. Betroffene spüren schnell, dass in ihrem Umfeld oft kein Platz ist für ihre Kümmernisse und Bedrängnisse. Oder wenn, dann nur für kurze Zeit, etwa nach dem Verlust eines geliebten Menschen. Aber schnell herrscht die Erwartung, wieder zurück sein zu sollen in der Normalität.

Wohlgemerkt, ich zeige jetzt Tendenzen auf, Strömungen, die nicht in jedem Fall zutreffen, aber doch recht verbreitet sind. In meiner psychotherapeutischen Arbeit und in der Seelsorge begegne ich nicht von ungefähr immer wieder Menschen, die Scham empfinden, weil sie Konflikte und Probleme haben oder weil sie nach einem Jahr immer noch Trauer empfinden über den Verlust eines nahen Menschen. Als dürfte das nicht sein, als wäre es ein unverzeihlicher Makel, ein Versagen und nicht etwas zutiefst Menschliches und zum Leben Gehöriges.

Auch das Unglücklichsein gehört zur menschlichen Existenz.

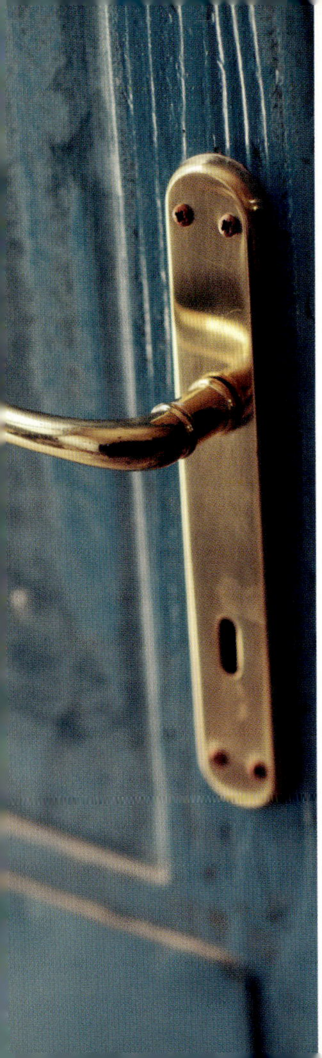

Es ist nicht immer alles gut. Aber das Ungetröstete in uns ist oft verborgen hinter einer Tür, die wir fest verschließen.

Wie viele unter uns scheuen sich, ihr wahres Gesicht zu zeigen, wenn es ihnen nicht gut geht. Sie lächeln, obwohl es ihnen zum Heulen ist, machen lockere Sprüche, obwohl ihnen das Wasser bis zum Hals steht, geben sich souverän und stark, obwohl sie verunsichert und ängstlich sind.

Nein, sie wollen nicht blenden, aber das Dazugehören könnte ihnen verloren gehen, wenn sie nicht pflegeleicht und funktionstüchtig sind. Andere könnten von ihnen abrücken, sie könnten als Problemhaufen, als Klageweib, als Stimmungskiller gering geachtet und zunehmend als Belastung empfunden werden. Das ist ihre Befürchtung. Oft kommen Menschen in eine Haltung der Maskierung, weil sie die Erfahrung gemacht haben, nicht wahrgenommen oder mit lieblosen Bemerkungen abgespeist worden zu sein.

Manche schaffen es nicht einmal, vor sich selber zu ihrer eigenen notvollen inneren Situation zu stehen, sondern sie verleugnen ihren inneren Zustand und rücken von sich selber ab. Sie haben das Weinen womöglich schon früh verlernt.

Besonders schwer haben es die Männer in dieser Hinsicht, weil unsere Gesellschaft zu Unrecht von ihnen erwartet, dass sie sich emotional jederzeit im Griff haben.

Ein Satz, den ich oft und vor allem von ihnen zu hören bekomme, ist: „Es nützt ja nichts, wenn ich traurig bin. Davon wird meine Situation auch nicht besser."

Mit einem derartigen Argument wird eine rationale Begründung dafür gegeben, seine gefürchteten Gefühle ja nicht hochkommen zu lassen. Solche Menschen umgeben sich mit einem inneren Schutzpanzer, um den inneren Schmerzen möglichst zu entgehen. Der Preis dafür muss bezahlt werden, etwa durch den Verlust der inneren Lebendigkeit und letztlich auch der Liebesfähigkeit, denn wenn ich mich innerlich mit einer Mauer umgebe, kann ich mich auch nicht in den Schmerz anderer Menschen einfühlen und bleibe unbeteiligt, wenn sie leiden.

Abgewehrtes Leiden kann in tiefe Einsamkeitserfahrungen führen und uns krank machen. Es aktiviert das Bedrohungssystem in unserem Hirn und fördert Stress und Erschöpfung.

Was trägt in schweren Zeiten?

Eines vorweg: Auch wenn eine Flut an Ratgeberliteratur uns suggeriert, dass es für jede Schwierigkeit baldige Abhilfe gibt, wenn wir es nur richtig anstellen, so entspricht dies nicht der Realität. Instantrezepte verkennen die Wirklichkeit und übersehen, dass es keine konfektionierten, schnellen Lösungen aus der psychologischen Trickkiste gibt, sondern nur individuelle Wege, wie Schweres tragbarer und Leben mit Belastungen lebbarer werden kann, wie wir uns Lebensräume erschließen können trotz innerer und äußerer Nöte.

Ganz gewiss gibt es so etwas wie ein seelisches Immunsystem. Wir nennen das Resilienz, was innere Widerstandskraft bedeutet. Leider wird dieser Begriff heutzutage sehr stark vermarktet und dadurch entwertet, als ob es um eine jederzeit anwendbare Methode ginge.

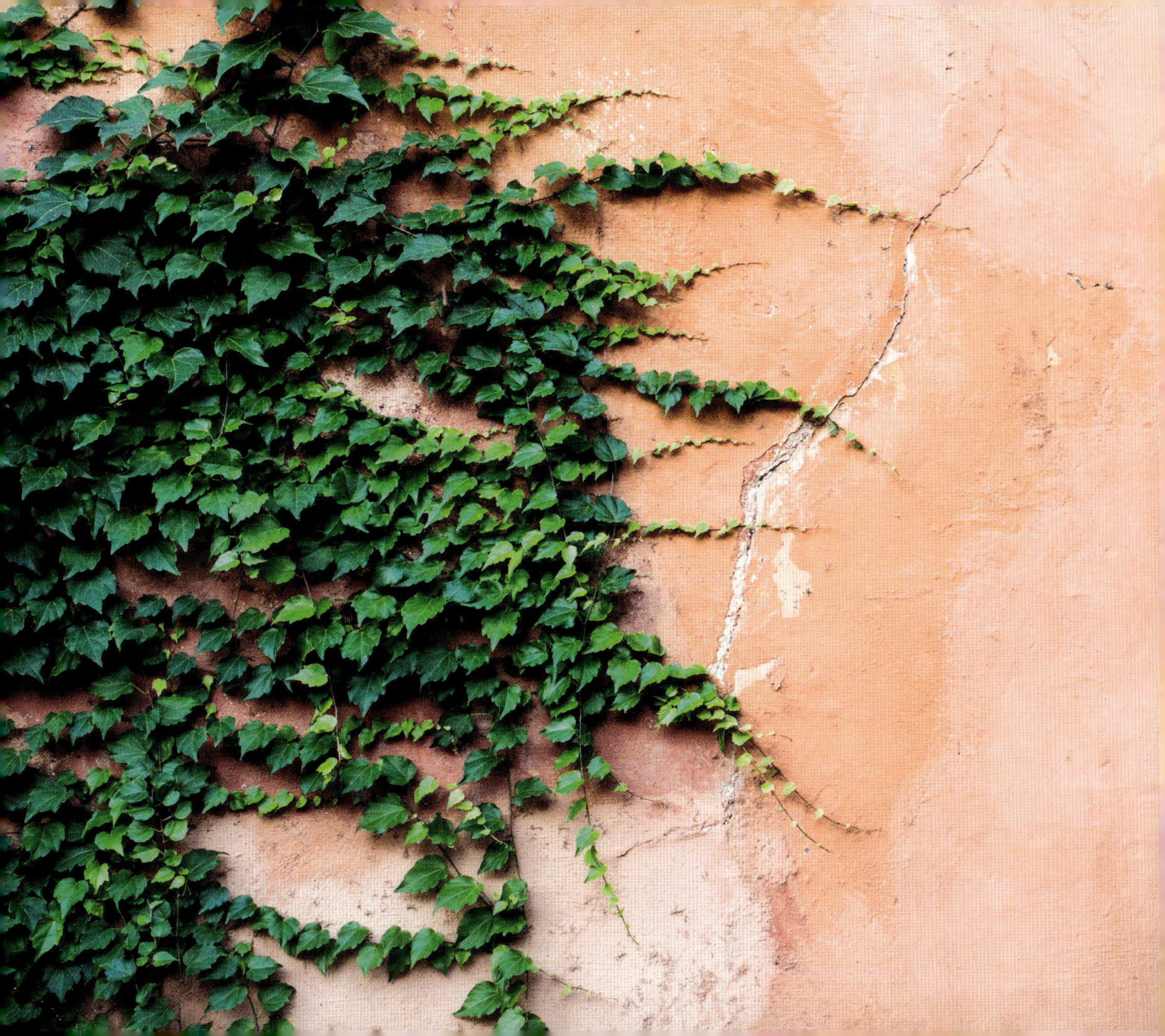

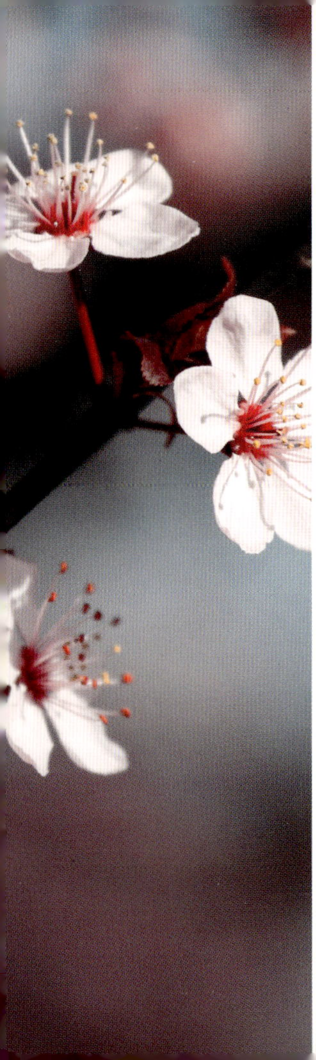

Resilienz lässt sich aber nicht durch bestimmte Verhaltensweisen herbeizwingen. Nicht an allem Leiden können wir wachsen und nicht jeder Mensch ist resilient. Niemand ist selber schuld, der Mühe hat, mit seinem Schicksal fertigzuwerden.

Ich kann und will also hier keine Rezepte verteilen nach dem Motto: „So fühlen Sie sich jederzeit lebensstark", aber ich möchte Ihnen Anteil geben an Erfahrungen, die ich im eigenen Leben und auch im beruflichen Umgang mit leidenden Menschen mache. Dabei hoffe ich, dass Sie mit dem einen oder anderen Gedanken etwas anfangen können. Vielleicht rührt etwas an Ihre persönlichen Erfahrungen oder setzt Gedanken in Ihnen frei, die sich als hilfreiche Impulse erweisen könnten.

Mitgeteilte Erfahrung lässt sich nicht übertragen oder übernehmen, denn jeder Mensch ist ein Individuum. Aber wir können womöglich für uns selber fruchtbar machen, was anderen geholfen hat und hilft, wenn wir uns damit auseinandersetzen und erspüren lernen, was davon uns anspricht und mit der einen oder anderen Anpassung an die eigene Situation ein Wegweiser sein könnte. Es geht ums Versuchen und Ausprobieren.

Es gibt Grunderfahrungen, die wir miteinander teilen, weil sich in ihnen Lebensgesetze zeigen. Eine wichtige Grunderfahrung ist die, dass das Leidvolle angenommen sein will. Das sagt sich so leicht dahin, klingt womöglich unangenehm belehrend. Es geht um ein rechtes Stück innere Arbeit, die dabei von uns gefordert ist. Unsere natürliche und total verständliche Reaktion im Angesicht von Leidvollem ist ja die der Abwehr. Und wo wir dem Leiden wehren, es verändern können, sollten wir dies unbedingt tun. Aber wir wissen, es gibt Nöte, die wir nicht so ohne Weiteres aus der Welt schaffen können, auch wenn wir uns noch so sehr gegen sie stemmen.

Das Leben lehrt uns, dass wir nur das verändern und fruchtbar machen können, was wir annehmen. Wir dürfen uns solches Annehmen allerdings nicht als einen fast gewaltsamen Akt vorstellen, den wir uns abringen und unter größter Anstrengung heroisch vollziehen. Vielmehr geht es um einen inneren Prozess, in den wir erst nach und nach hineinwachsen und der ohne innere Kämpfe und ohne Tränen nicht zu haben ist.

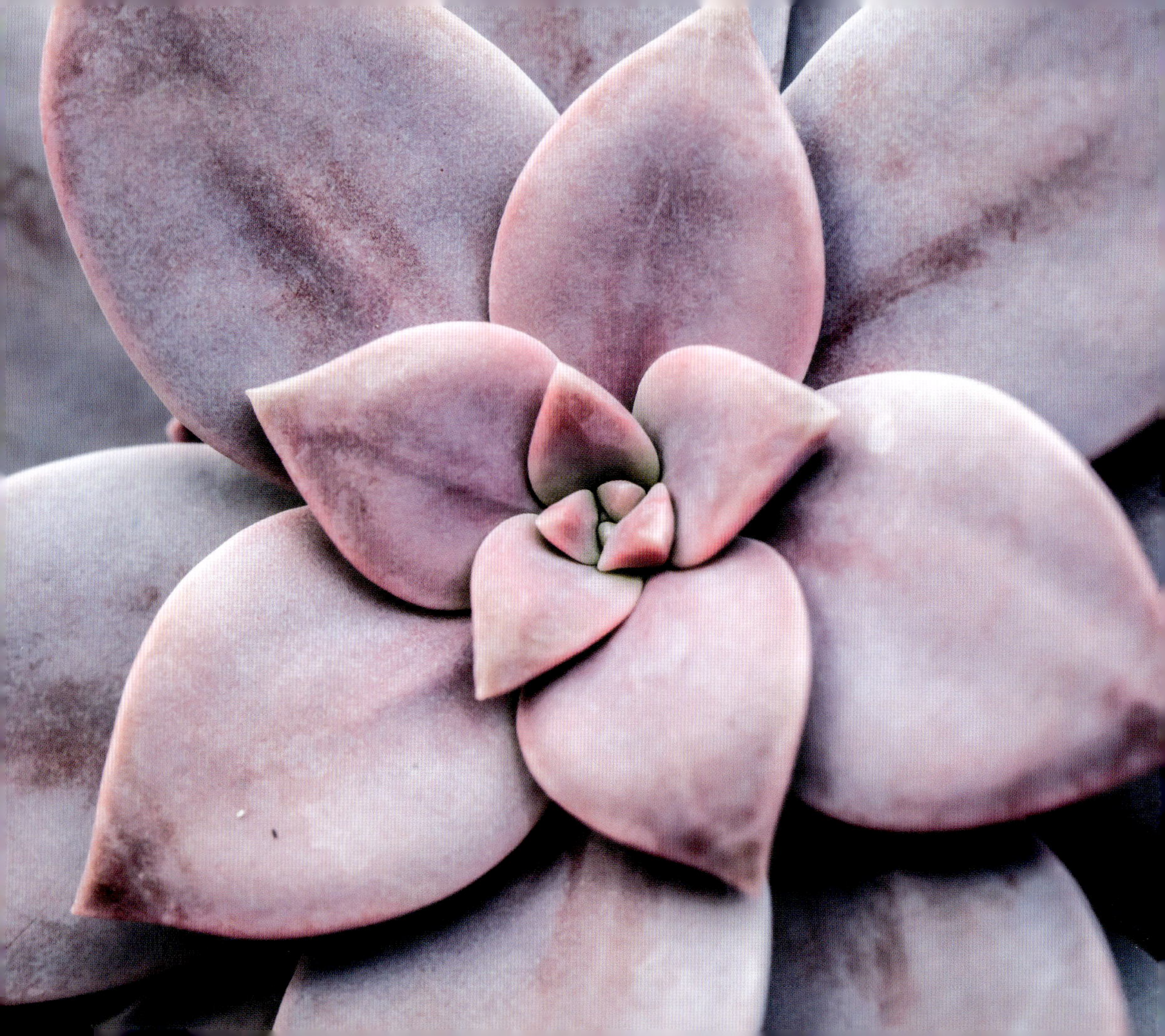

Dabei ist Annahme nicht zu verwechseln mit Resignation. Sie ist ein sehr aktives Geschehen. Es geht darum, dass wir die Kraft, die sonst aufgebraucht würde durch innere Widerstände, zurückgewinnen, um sie da zur Verfügung zu haben, wo sie uns hilfreich ist.

Manchmal beginnt das Zulassen des Notvollen damit, dass wir uns sagen: Nur heute will ich das Schwere annehmen. Und am nächsten oder übernächsten Tag wieder. Nur heute.

Wir dürfen uns zugestehen, dass wir zuweilen viel Zeit brauchen. Manchmal, wenn es um schwere Schicksalsschläge oder chronische Belastungen geht, können es Jahre sein, bis wir Ja sagen können zu dem, was uns in den Tiefen erschüttert und nachhaltig verunsichert hat.

Die Akzeptanz von Leidvollem ist etwas sehr Schweres. Ein Ja ist vielleicht nie völlig zu schaffen, sondern gelingt nur teilweise, nur in bestimmten Momenten. Verletzungen können wieder aufbrechen in gewissen Situationen. Wir können nicht ein für alle Mal mit etwas fertigwerden.

Es ist wichtig, unterwegs zu bleiben, auch wenn es dauert und auch wenn wir niemals ganz bis ans Ziel kommen. Es ist darum wichtig, weil wir sonst innerlich verhärten und verkümmern, denn chronischer Widerstand öffnet bleibender Depression und Verbitterung Tür und Tor.

Was kann uns helfen, das Schwere anzunehmen? Noch einmal: Es gibt keine Antworten, die wir in der Tasche haben und bei Bedarf hervorziehen können. Immer gilt es zu tasten und nach innen zu fragen. Und ich bitte Sie, auch meine Gedanken als ein solches Tasten und Suchen zu verstehen und nicht als ein Haben und Bescheidwissen.

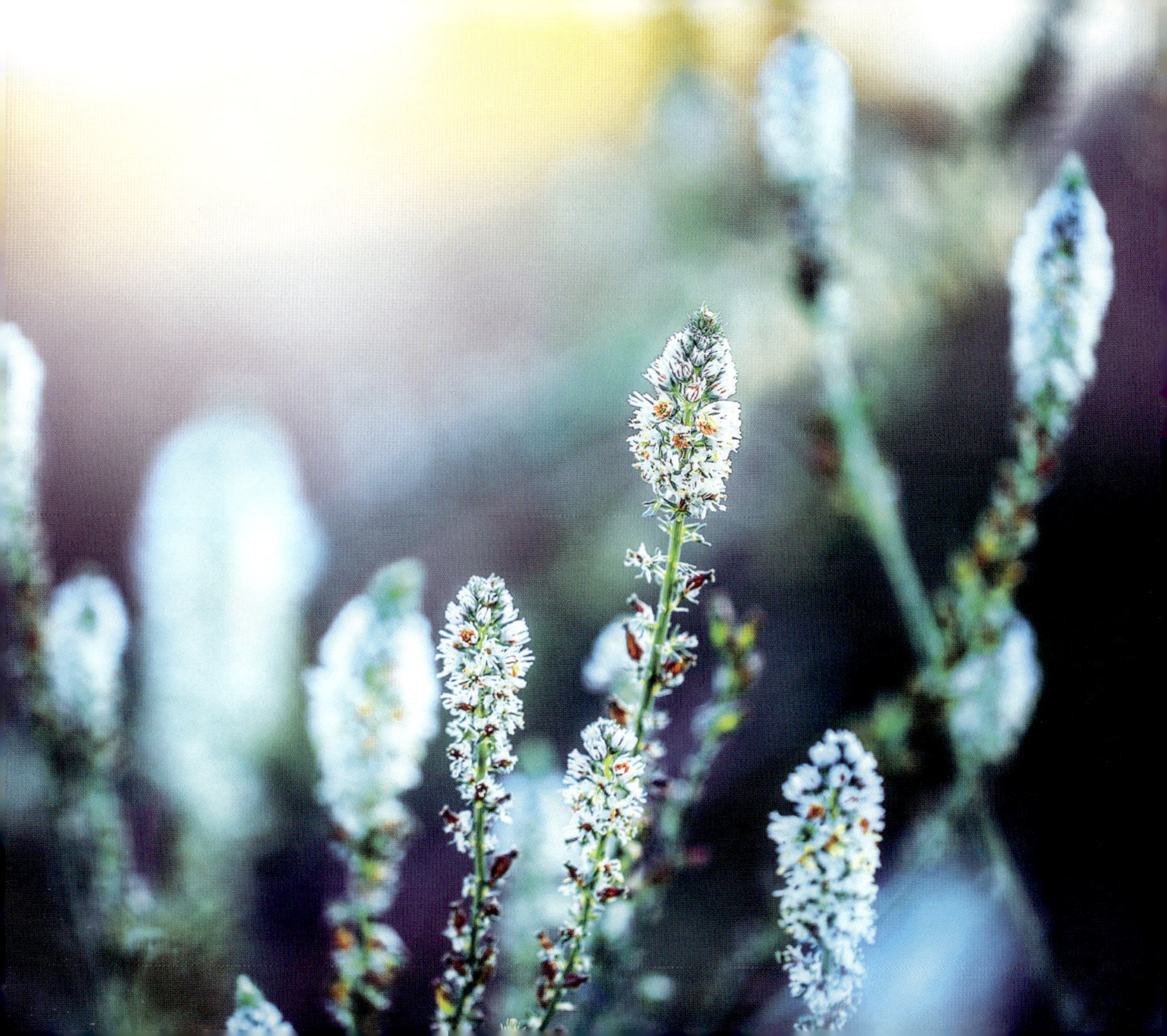

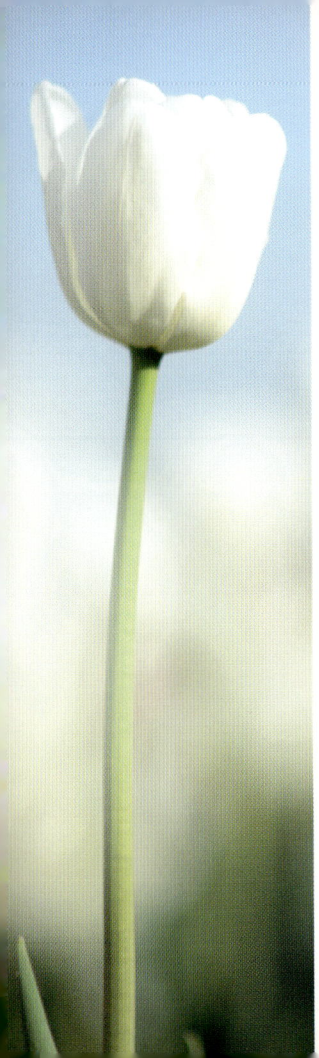

Eine weitere Grunderfahrung

ist die, dass wir mit Leidvollem eher umgehen können, wenn wir in irgendeiner Form Trost erfahren. Dies setzt voraus, dass wir uns mitteilen. Auch hier gilt: Es gibt keinen Standard-Trost. Was dem einen hilft und guttut, kann einen anderen leer lassen. Dennoch können wir einige Erfahrungen zusammentragen. Vielleicht spricht die eine oder andere Sie an.

Was tröstet?

- in den Arm genommen werden
- an der Hand gehalten werden
- wahrgenommen und angehört werden
- wenn einer innerlich da ist und mit mir schweigt
- wenn einer mir die Tränen trocknet
- wenn einer meine Wut und Bitterkeit aushält, ohne sie eindämmen zu wollen

- wenn einer respektiert, dass ich nicht reden mag
- wenn einer mit mir Kontakt hält und mir etwas zuliebe tut
- wenn einer mir sein Mitgefühl zeigt
- wenn einer seine Ratlosigkeit aushält und keine Sprüche macht
- wenn mein Haustier mit mir schmust
- wenn einer eine Kerze für mich anzündet
- wenn einer für mich hofft, wo ich es nicht mehr kann
- wenn einer für mich betet, wo es mir die Sprache verschlagen hat
- wenn ich Worte finde, mit denen ich mein Leid sagen kann
- wenn ich Musik hören kann, die mir wohltut.

Ich bin sicher, dass Sie diese Aufzählung ergänzen und um Ihre Erfahrungen erweitern können.

Es wird Ihnen aufgefallen sein, dass sehr viele Trostquellen mit der Zuwendung anderer Menschen zu tun haben. Ein Mensch, der uns zuhört, der mitfühlt und versteht, der uns nicht mit billigen Trostkonserven eindeckt, ist eine große Hilfe. Verbundenheit, Mitgefühl kann heilen und trösten.

Nun ist es aber nicht selbstverständlich, dass diese Menschen da und dass sie so zu reagieren imstande sind, wie wir es brauchen. Manchmal gilt es auszusprechen, was wir von unserem Gegenüber benötigen, denn der andere erspürt es womöglich nicht oder ist ratlos und unbeholfen. Manchmal auch klopfen wir vergeblich an verschlossene Türen. Das kann sehr verschiedene Gründe haben.

Manche Klientinnen erzählen mir davon, dass sie in einer solchen Situation Bücher lesen, in denen leiderfahrene Menschen beschreiben, wie sie trotz und inmitten alles Schweren ihren Weg gefunden haben. Das kann Mut machen und Hoffnung wecken, dass sie selbst es auch schaffen könnten.

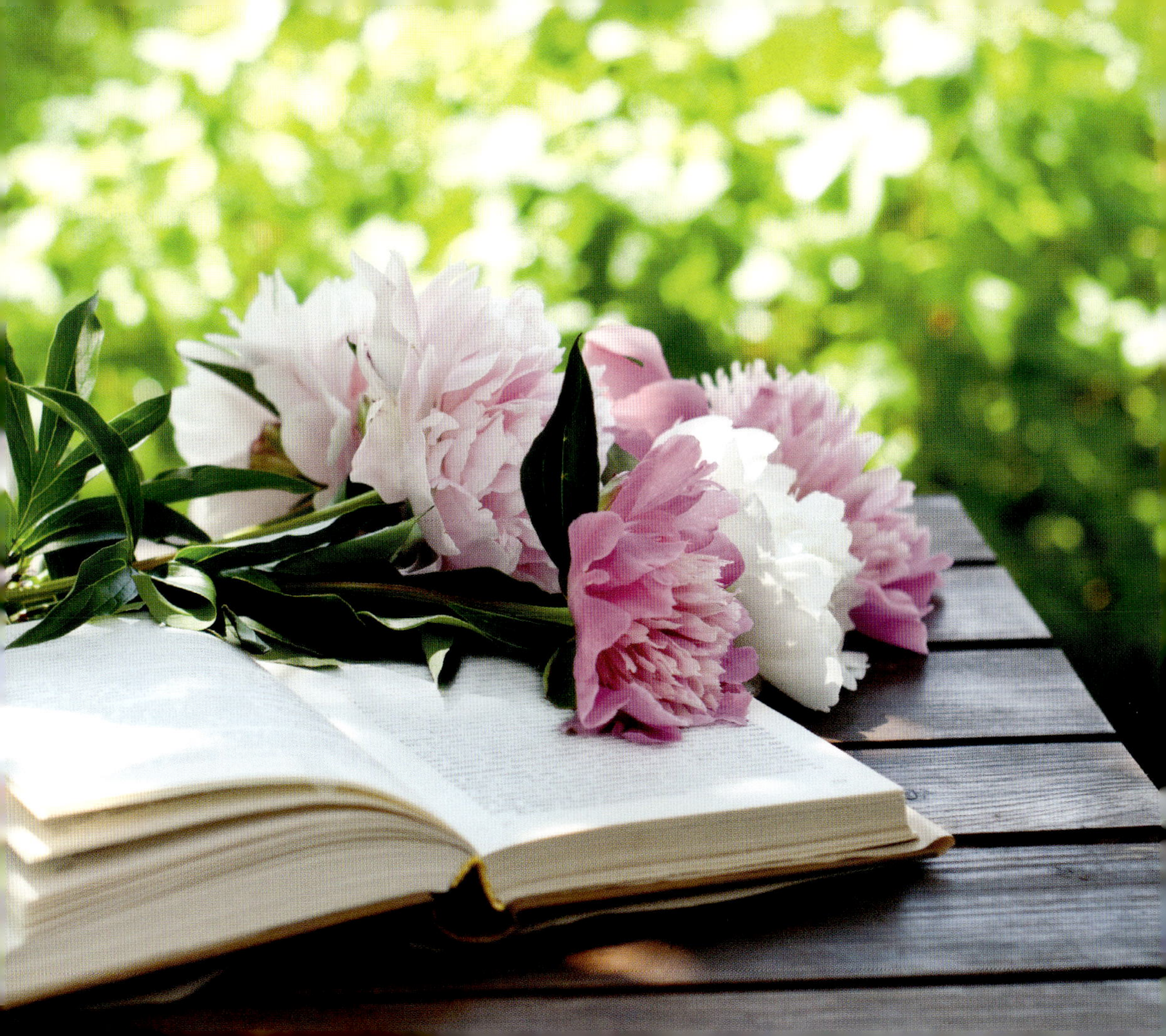

Wir müssen aber auch hier aufpassen, dass wir uns nicht auf falsche Weise vergleichen und zu dem Schluss kommen, wir müssten unsere Nöte genauso angehen können wie der, von dem wir lesen. Unsere Situation ist nicht der eines anderen so ohne Weiteres vergleichbar. Dennoch können wir den einen oder anderen wertvollen Impuls empfangen.

Ich weiß von einigen Menschen, dass sie Liedverse oder Gedichte kennen, die glaubwürdig sind und zur Sprache bringen, wofür einem selber die rechten Worte fehlen. Sie lesen solche Texte des Öfteren oder sagen sie immer wieder einmal vor sich hin. Ich denke etwa an Gedichte von Rose Ausländer, Hilde Domin und Christine Busta, allesamt Frauen mit einer prägenden Leiderfahrung.

Von vielen Christinnen und Christen werden die Lieder Paul Gerhardts sehr geschätzt, etwa das bekannte Lied „Befiehl du deine Wege und was dein Herze kränkt der allertreusten Pflege des, der den Himmel lenkt.“ Wir wissen, dass der Liederdichter ein schweres Leben hatte. Er verlor in jungen Jahren seine Eltern, man nahm ihm die Pfarrstelle, was drei Jahre Arbeitslosigkeit bedeutete, und in dieser Zeit starb zu allem Unglück auch noch seine Frau. Von seinen fünf Kindern überlebte nur ein Sohn. Und während seiner 69 Lebensjahre tobte der Dreißigjährige Krieg.

Ich bin überzeugt, dass seine Lieder Trostkraft ausstrahlen, weil sie erlitten und nicht einfach am Schreibtisch entstanden sind. Mir persönlich bedeuten sie viel.

Aber vor allem erfahre ich Bachs Kantaten als eine bergende Zuflucht an Tagen, die nicht hell werden wollen. Musik und Text dringen unmittelbar in die Tiefe. Eine große Trostkraft geht von ihnen aus.

Der, der sie komponiert hat, ist wahrhaftig dem Leid in seinen vielen Facetten begegnet, vor allem der Trauer, denn er verlor immer wieder seine nächsten Menschen.

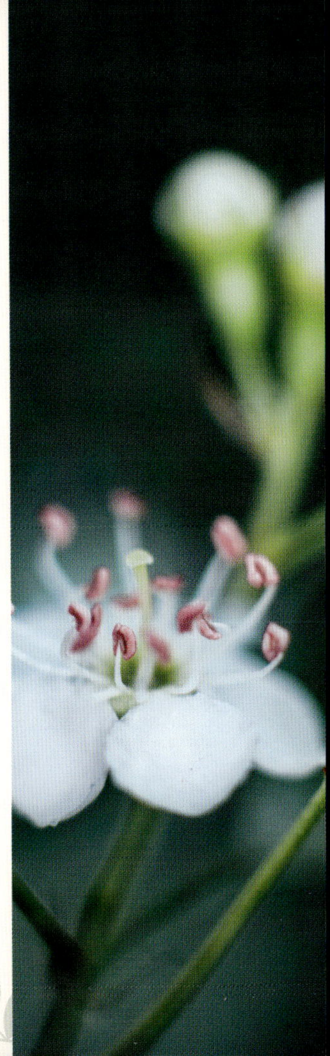

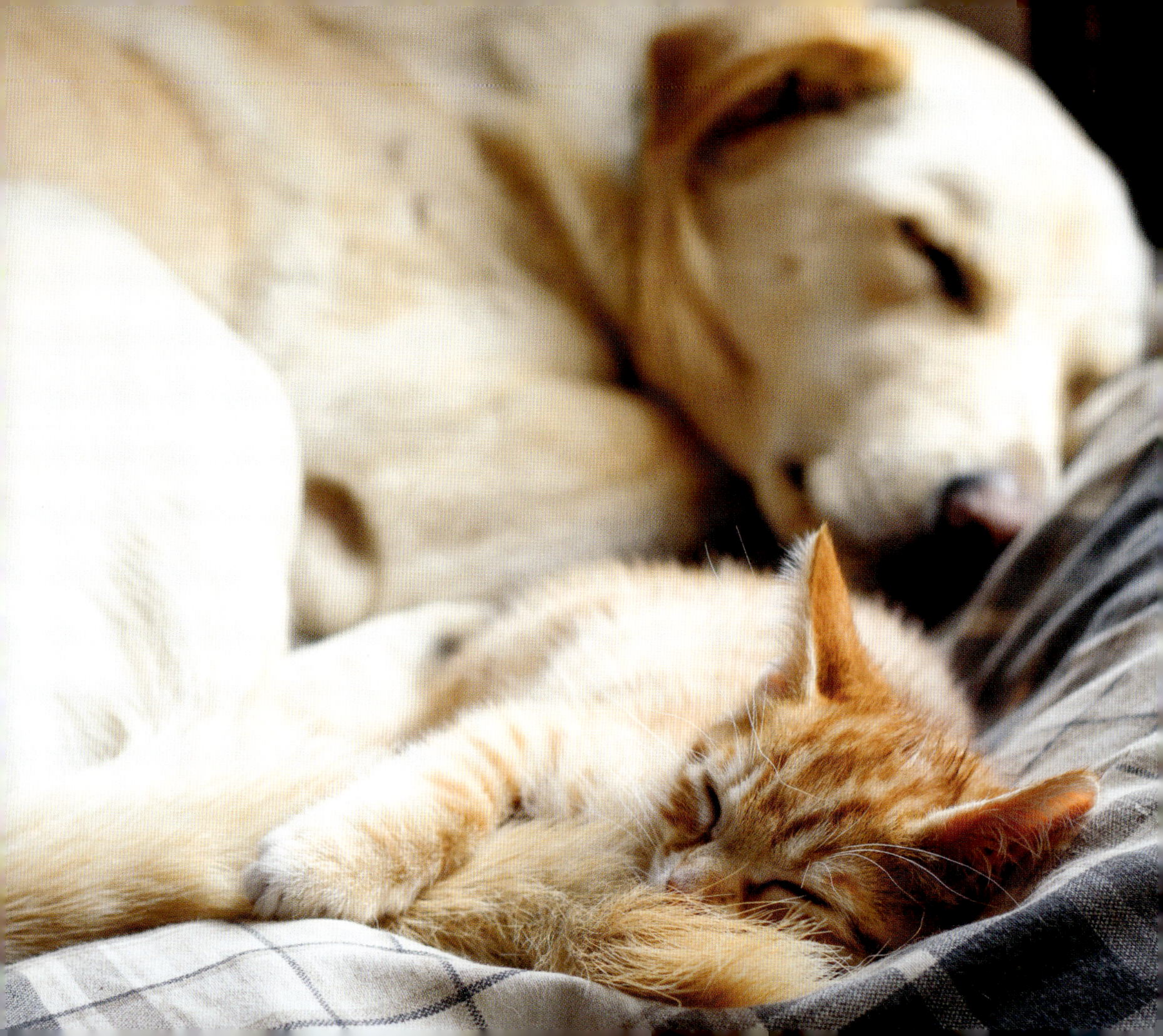

Es kann auch ein Bild sein, ein schönes Foto oder eine Kunstpostkarte, die zu mir spricht, mich in schweren Zeiten begleitet und eine Atmosphäre des Trostes verbreitet, oder manchmal nur eine brennende Kerze, die mein Inneres wärmt.

Für viele Menschen ist auch die Natur so etwas wie ein Heilort, der unsere Seele stärkt und unsere Last wenigstens für jeweils kurze Zeit ein wenig leichter macht, wenn wir sie zu sehen und ihre Sprache zu verstehen vermögen. Es ist interessanterweise zum Beispiel nachgewiesen worden, dass Klinikpatienten, die von ihrem Bett aus in einen Park oder sonst wie ins Grüne sehen, deutlich weniger Schmerzmittel brauchen. Das ist kein Zufall.

Wenn einer eine innere Beziehung zu Tieren hat, wird ihre Nähe als stärkend und tröstlich empfunden. Gerade unsere Haustiere nehmen unsere innere Verfassung deutlich wahr. Tiere haben feine Antennen.

Trost kommt auf verschiedenen Wegen zu uns. Und oft genug kommt er nicht schnell. Er muss wachsen wie ein zartes Pflänzchen im Winterfrühling.

Wir müssen eingestehen, dass es nicht nur trostarme, sondern auch trostlose Zeiten gibt. Sie sind schwer zu ertragen. Das Leiden derer, die gerade eine solche Phase durchleben, möchte ich hier ausdrücklich würdigen. Es ist eine große Leistung, solche Zeiten auszuhalten.

Wir können Trost finden und ihn wieder verlieren. Manchmal kehrt er zurück, wenn wir das Warten auf ihn fast aufgegeben haben.

Ich denke an eine Ärztin, die monatelang durch eine schwere Depression ging. In jedem unserer vielen Gespräche während dieser Zeit gab sie mir zu verstehen, dass alles Tun und Reden umsonst sei. Nie mehr käme sie aus diesem quälenden Zustand heraus.

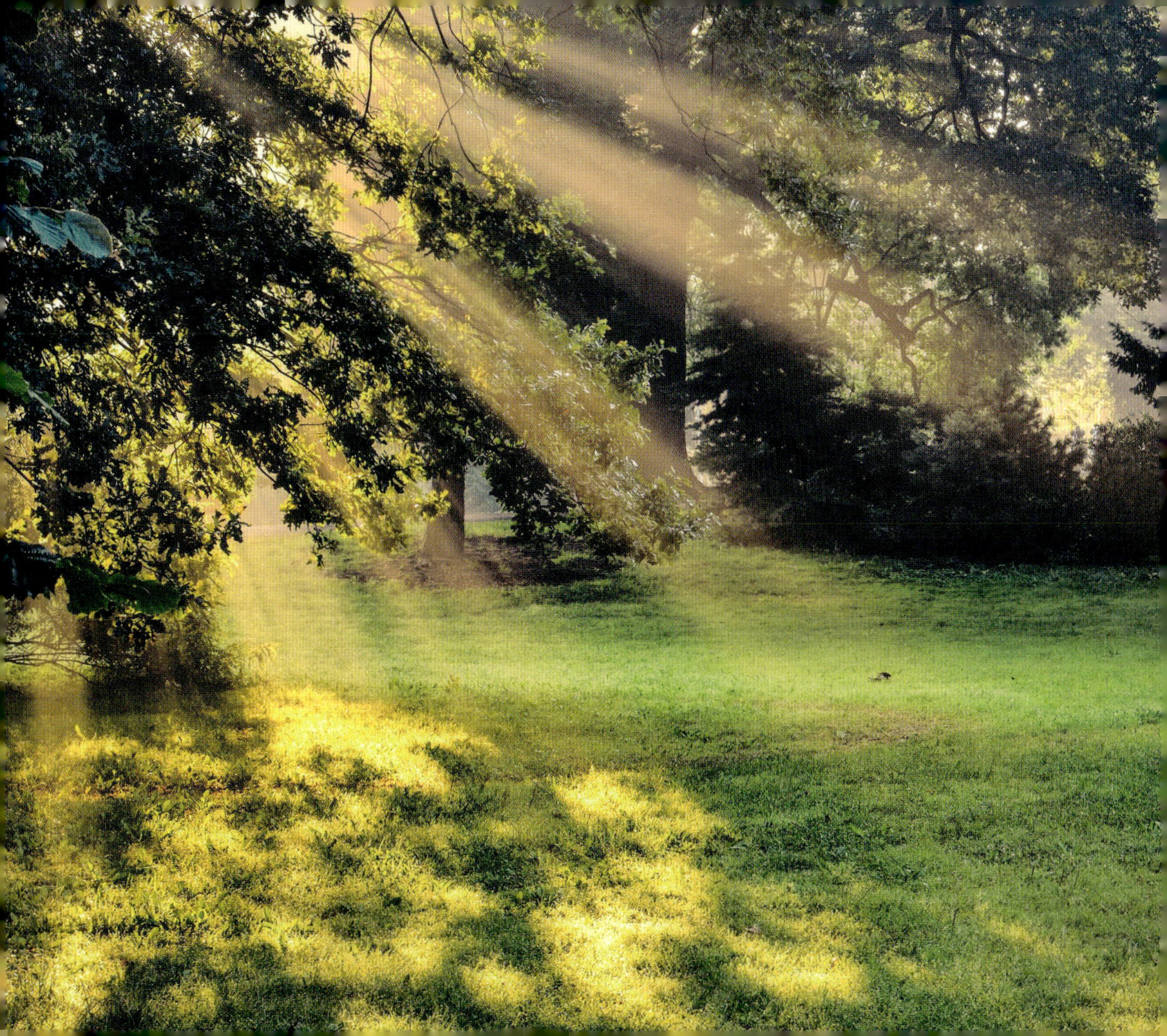

Ich erlebte, dass die Impulse, die ich ihr vorsichtig zu geben versuchte, im Nichts zu versanden schienen. Nein, es gab keinen Trost, der sie erreicht hätte. Dennoch glaubte ich fest daran, dass es eine Wende geben würde. Und nach langen trostlosen Monaten entdeckte ich die ersten Lebenszeichen, die sie selber noch nicht wahrhaben konnte. Kleine Zeichen waren es, die eine Morgendämmerung ankündigten. Einige Wochen später hatte sie die Krise überwunden und heute geht es ihr wieder richtig gut.

So möchte ich auch denen unter uns, die durch eine krisenschwere Zeit gehen, ein Stück Mut machen. Manchmal bereitet sich der neue Morgen ganz langsam vor in der Verborgenheit, bis die ersten Lichtstrahlen die Dunkelheit zu durchdringen beginnen. Und vielleicht, hoffentlich, gibt es da einen Menschen, der an Sie glaubt, wenn Ihnen die Hoffnung abhandenkommt.

Können wir selber etwas für uns tun, wenn wir leiden müssen? Was gehört zur Lebenskunst in schweren Zeiten?

Wenn wir nicht völlig lahmgelegt sind durch eine schwere Depression, können wir Ohnmacht und innere Lähmung womöglich ein gutes Stück weit durchbrechen und für uns sorgen.

Leiden ruft nach einem liebevollen Umgang mit uns selber, nach Rücksichtnahme auf unser Befinden. Ein Mensch, der Schmerzen der Seele aushalten muss, bedarf mindestens genauso der Schonung und Fürsorge wie einer, der ein körperliches Leiden durchlebt. Also ist es gut und sinnvoll darauf zu achten, dass wir genügend Schonräume haben, dass wir bewusst in unseren Alltag integrieren, was uns wohltut, uns innerlich ein wenig wärmt.

Zum heilsamen Umgang mit uns selbst gehört vor allem, dass wir uns nicht verurteilen oder gering achten, weil es uns nicht gut geht, weil wir Angst haben, niedergedrückt und bekümmert sind.

Wir können es lernen, einfühlsam mit uns selber umzugehen, uns die Erlaubnis zu geben, dass wir uns schwach und mutlos

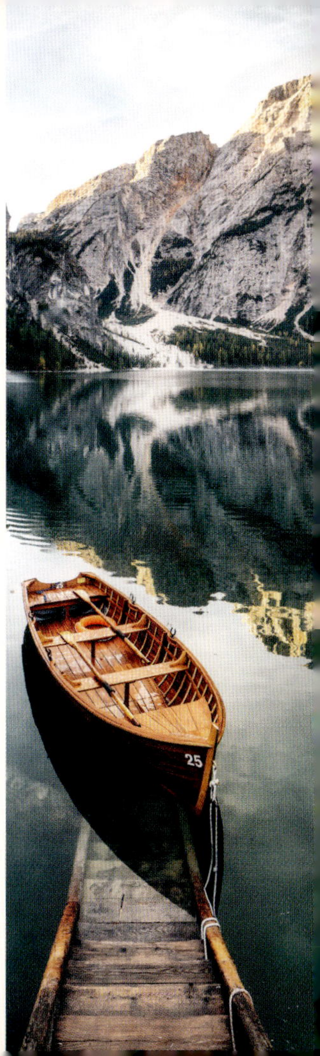

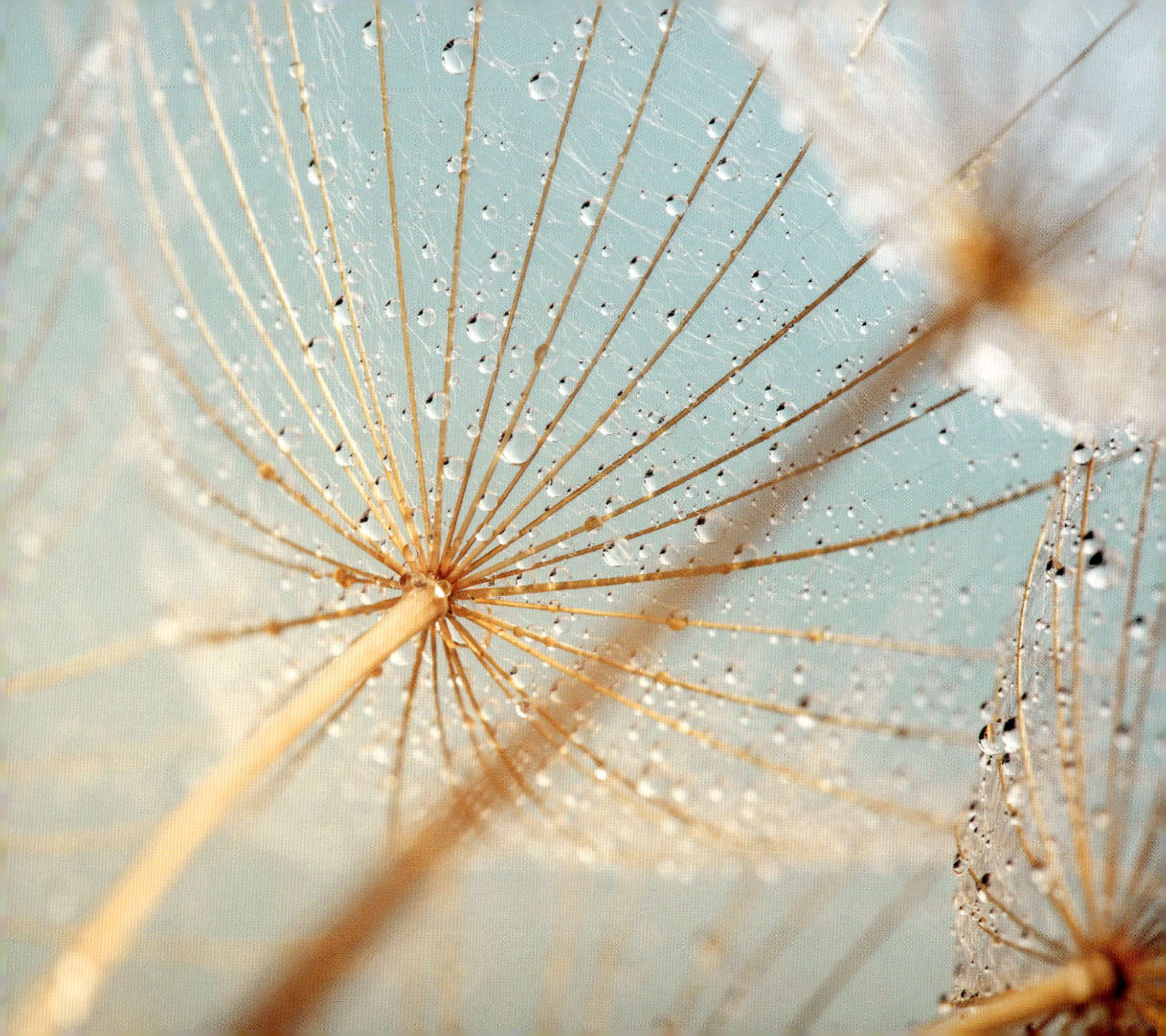

fühlen dürfen, statt uns unter Druck zu setzen mit der Forderung, doch die Zähne zusammenbeißen und funktionieren zu müssen wie in anderen Zeiten, als sei Leiden eine unverzeihliche Schwäche.

Leidvolles ruft nach Zuwendung und Mitgefühl, auch wenn es das eigene Leid ist. Wir verstoßen einen Teil von uns selbst, wenn wir mit unserem Schmerz nichts zu tun haben wollen.

Den meisten von uns ist das Mitgefühl sich selber gegenüber leider fremd. Schnell argwöhnen wir, wir könnten im Selbstmitleid versinken, und wer will das schon.

Aber Selbstmitleid und Selbstmitgefühl sind nicht dasselbe. Selbstmitleid ist stark egozentrisch: Ich bin die Ärmste! Keiner muss durchmachen, was ich durchmache!

Selbstmitgefühl aber heißt, mich liebevoll um mich selbst zu kümmern, mir Zuwendung zu schenken, freundlich und fürsorglich mit mir umzugehen, statt Distanz zu nehmen zu meinen schwierigen inneren Gefühlen.

Wir können uns fragen, wie wohl unser liebster Mensch

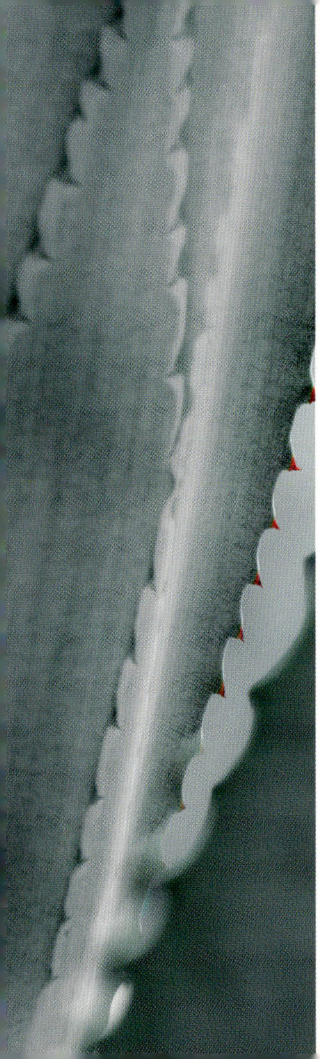

mit uns reden würde in unserer Situation, und auf diese Weise in ein mitfühlendes inneres Selbstgespräch gehen: Dies ist ein Moment des Leidens. Ja, du darfst weinen, das ist schwer auszuhalten. Ja, du bist jetzt sehr verletzt, bist tief bekümmert.

Wir können die Hände auf unser Herz legen, während wir so mit uns reden, oder unser Gesicht in unseren Händen bergen, um uns zu trösten und uns zu beruhigen. Selbstzuwendung beseitigt nicht die schwierigen Gefühle, aber sie nimmt sich ihrer fürsorglich an.

Selbstzuwendung kann genau wie die Zuwendung eines anderen Menschen nach und nach Hoffnung in uns freisetzen, Hoffnung darauf, dass wir das Schwere überdauern werden, dass die Nacht vorübergehen und ein neuer Tag anbrechen wird. Das Beruhigungssystem in unserem Hirn reagiert nachgewiesenermaßen auf liebevolle Zuwendung. Stresshormone werden reduziert, Depression und Trauer können gemildert werden.

Liebevolle Selbstzuwendung ist ein wichtiges Heilmittel gegen die vielen Menschen innewohnende Tendenz, achtlos mit sich umzugehen und sich selber kleinzumachen. Ein großer Anteil unserer niedergedrückten Stimmungen hat mit Selbstabwertung zu tun.

Menschen haben, das erfahre ich in meiner Arbeit immer wieder, oft erschreckend wenig Verständnis für sich selber. Das hat natürlich immer eine Geschichte, aber wir können dem selbstschädigenden Verhalten auch wieder entwachsen und Destruktives nach und nach überwinden, indem wir lernen, freundlich und fürsorglich mit uns umzugehen und dadurch unseren inneren Menschen zu nähren.

Es kann allerdings sein, dass wir das auf uns selbst gestellt nicht schaffen, denn manchmal haben ungute Muster tiefe Wurzeln. Dann lohnt es sich auf alle Fälle, uns Unterstützung zu holen, um Blockaden hinter uns lassen zu können. Es ist allemal ein Zeichen innerer Stärke, wenn wir uns helfen lassen können.

Oft allerdings brauchen wir Geduld mit uns selber, bis wir so weit sind und bis wir den entsprechenden Menschen gefunden haben.

Wenn wir am Boden sind, ist das Beachten unserer Befindlichkeit wichtig. Das Klagendürfen ist wichtig, denn wir brauchen Sprachräume für unsere Gefühle des Schmerzes, um nicht im Wortlosen zu versinken und in eine nachhaltige innere Lähmung zu geraten. Aber ebenso wichtig ist es, uns nicht pausenlos mit unseren inneren Schmerzen zu beschäftigen, unser Leid nicht permanent wiederzukäuen, sondern die Zeit dafür zu begrenzen.

Wir erlauben uns das Seufzen und Stöhnen, geben uns Raum, über das Schwere nachzudenken, aber dann macht es Sinn, sich bewusst wieder anderen Lebensbereichen zuzuwenden: uns kreativ zu beschäftigen, den Kontakt mit uns angenehmen Menschen zu suchen, uns einer Aufgabe anzunehmen, einem Hobby, soweit immer dies möglich ist und in unseren Kräften steht. Es ist hilfreich, uns nicht nur auf unsere Schwächen, sondern auch auf unsere Stärken zu konzentrieren.

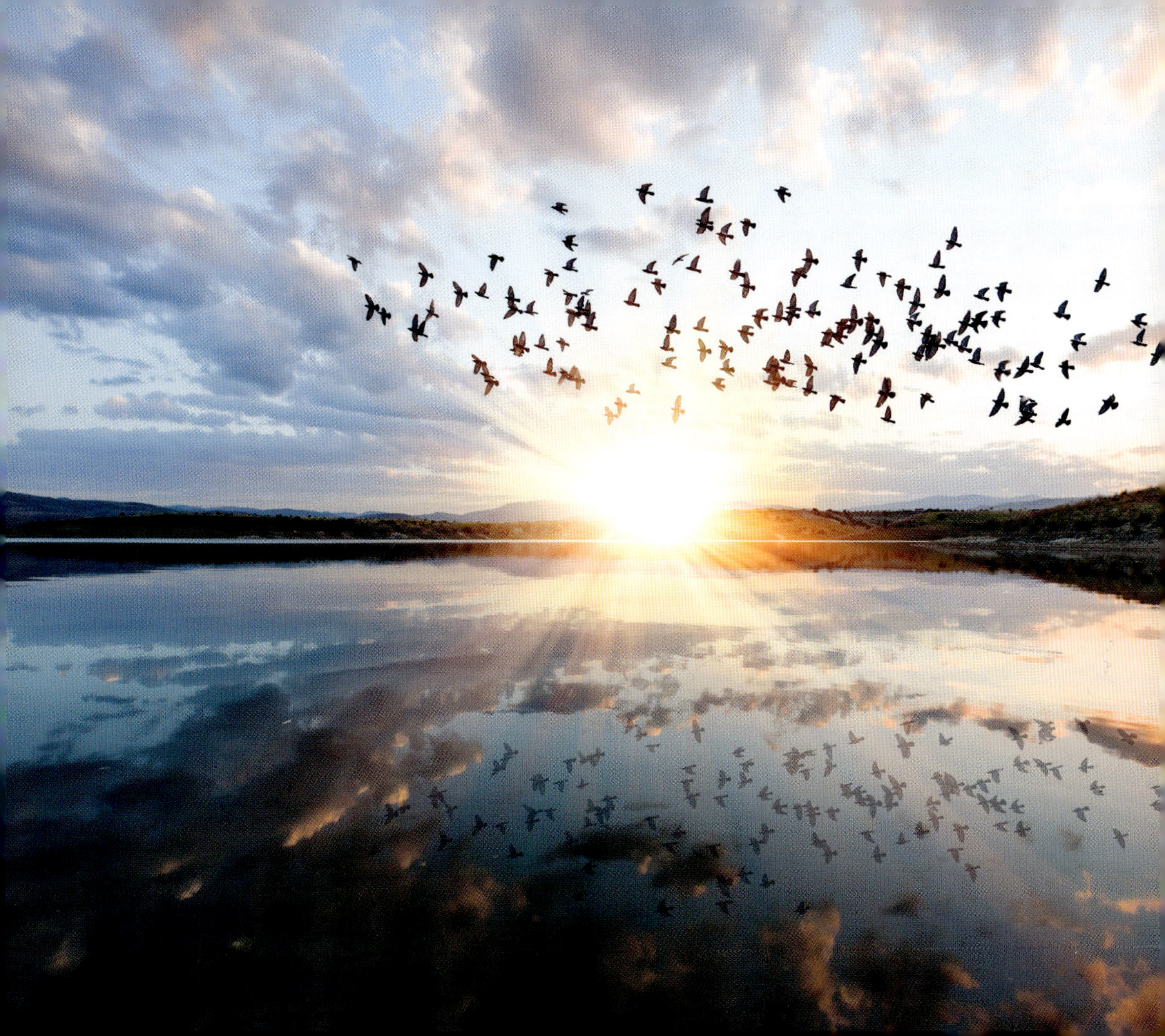

Etwas möchte ich Sie bitten, um Ihretwillen unbedingt zu unterlassen: Vergleichen Sie sich nicht mit anderen Menschen, die Schweres zu tragen haben. Denn dann sprechen Sie sich womöglich das Recht der Klage ab.

Leid lässt sich nicht messen. Es kann durchaus sein, dass einer, der Ähnliches oder scheinbar Schwereres durchmacht, nicht in gleichem Maß leidet wie Sie. Wer kann das wissen?

Vielleicht hat er mehr Urvertrauen oder eine robustere Natur, geht anders mit seinen Nöten um als Sie oder bekommt mehr Unterstützung. Sie haben ein Recht darauf, die Bedeutung Ihres Leidens so zu empfinden, wie Sie sie empfinden.

Im Leiden Mut gewinnen, wie könnte das geschehen? Manchmal hilft es, uns zu erinnern an schwierige Situationen aus früheren Zeiten, die wir bewältigt haben und die auch keineswegs einfach waren. Womöglich waren wir damals auch sehr verzagt und haben dennoch alles durchgestanden. Auch heute könnte es so sein, dass wir Schwieriges wieder zu bewältigen vermögen, selbst wenn uns viele Zweifel plagen und unsere Geduld strapaziert wird.

Leidenszeiten sind immer auch eine Herausforderung an unseren Glauben. Wenn es hart auf hart kommt, bleibt die Frage „Warum lässt Gott das zu?“ selten aus. Dann leiden wir an Gott, der oft gänzlich zu schweigen und abwesend zu sein scheint. Unsere Gebete werden verzagt und verstummen womöglich sogar.

Nein, in meinen Augen haben wir keine Antwort darauf, warum Gott so viel menschliches Leiden zulässt. Wir können dieses Geheimnis nicht lösen, zumindest nicht in dieser Welt, denn die innersten Zusammenhänge entziehen sich unserem Erkennen und Verstehen.

Dennoch gibt es einen Weg, mit diesem Unbeantwortbaren zu leben. Jesus, der Christus, hat uns mit seinem Leben und Sterben bezeugt, dass dieser rätselhafte Gott nicht aus der

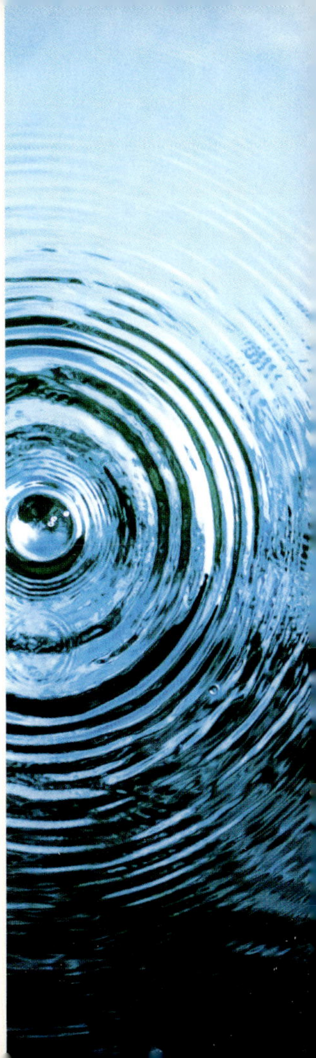

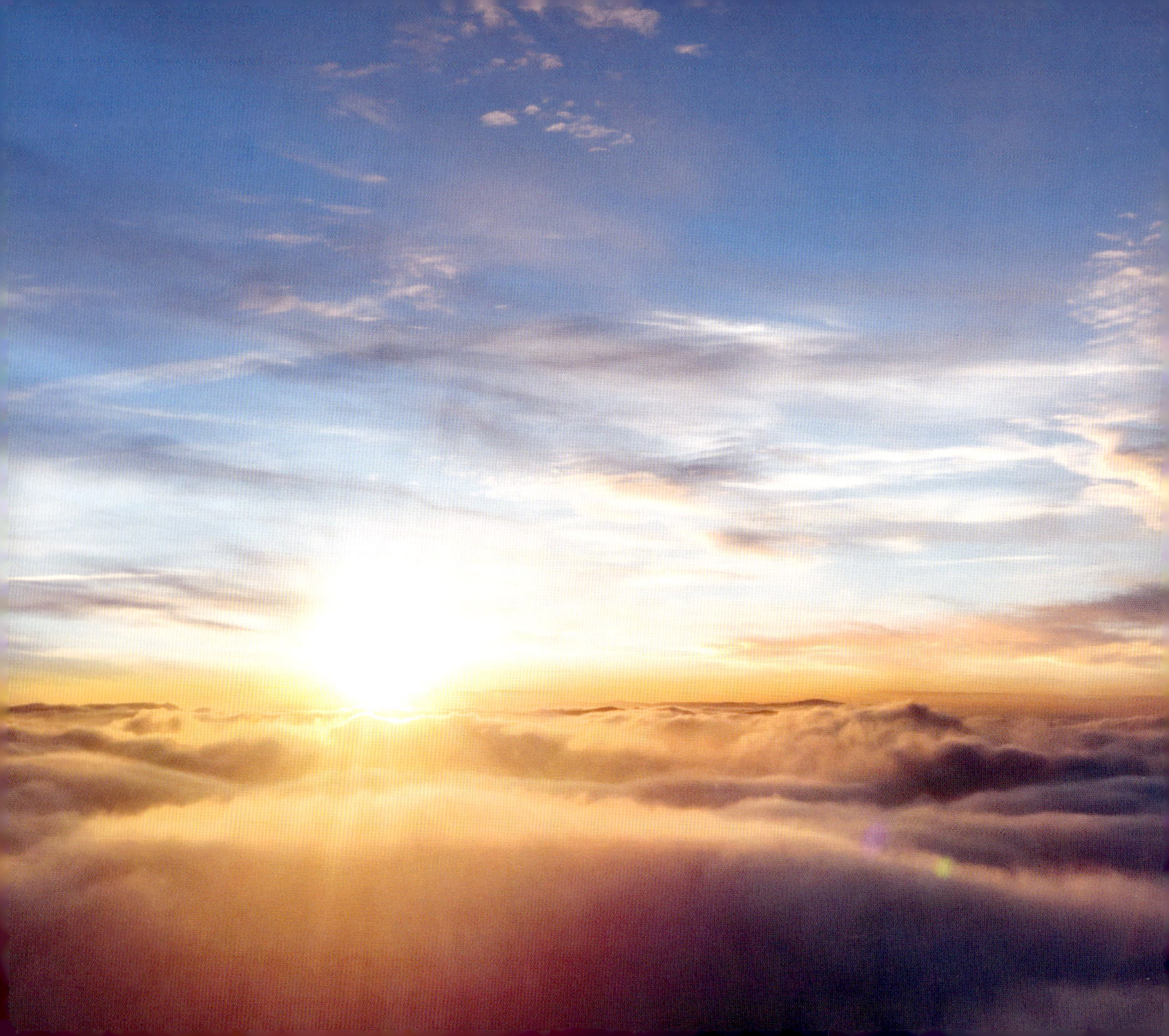

Ferne zuschaut, wenn Menschen leiden, sondern einer geworden ist wie wir, verletzbar und verletzt. Das Evangelium sagt uns, dass er unser Leid geteilt hat bis hinein in die Erfahrung der Gottverlassenheit. Wir haben das Symbol des Kreuzes, das davon zeugt.

Wenn ich kritische Bemerkungen darüber höre, dieses Kreuz als lebensverneinend und destruktiv wahrgenommen wird, dann kann ich nur widersprechen. Gibt es etwas Größeres, als dass unser Leid so wichtig genommen wird, dass Gott sich bis hin zur letzten Konsequenz mit uns solidarisiert? In keiner anderen Religion finden wir dieses Zeichen der Hingabe an uns Menschen, der Liebe, die alle, auch die schwersten Wege mitgeht.

Nun, wir haben das alle gelernt, denke ich, aber unsere Not ist, dass dieses Wissen viele Male unser Herz nicht erreicht. Wir brauchen Erfahrung und nicht bloße dogmatische Wahrheiten.

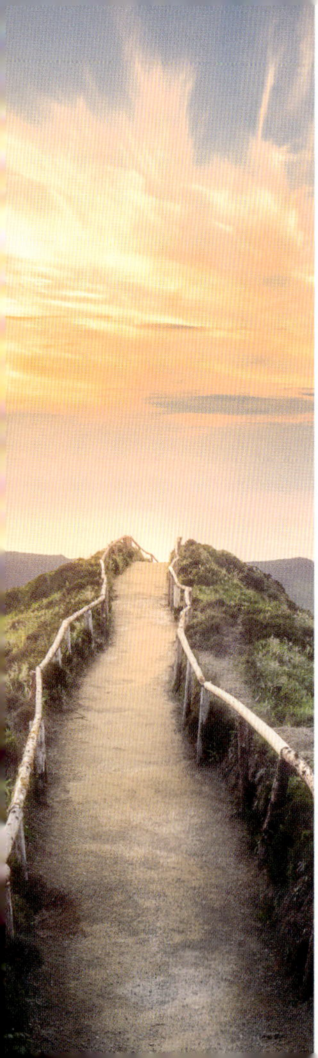

Gibt es Erfahrungen der Nähe Gottes für uns? Hilft Beten?

Ich bin auch aus eigenem Erleben gewiss, dass Jesus, der Christus, auch heute noch heilt, tröstet, in unser Leben eingreift, aber es gibt auch die andere Erfahrung, dass die Antwort auf flehentliche Gebete auszubleiben scheint. Wir wissen nicht warum. Und wir sollten uns hüten, Erklärungen abgeben zu wollen. Niemand hat sie.

Wir können nur ins Unsichtbare hinein vertrauen. Ich halte das Gebet für unendlich wichtig, denn Beten, wenn es denn nicht zu einem bloßen religiösen Leistungsakt oder zu einer entleerten Gewohnheit erstarrt ist, ist der Lebensnerv unserer Beziehung zu Gott. Indem wir beten, vergewissern wir uns der göttlichen Nähe auch dann, wenn wir sie nicht fühlen können.

Ich bin so dankbar, dass es die Psalmen gibt im ersten Testament. So befreiend scheint mir in ihnen, dass diejenigen, die sie beten, aus ihrem Herzen keine Mördergrube machen, sondern freiheraus sagen oder auch schreien, was sie fühlen und erleiden. Sie ringen und kämpfen mit Gott, und das dürfen wir auch.

Wir wissen, dass es dennoch Zeiten gibt, in denen wir nicht beten können. Auch das will angenommen sein. Es ist kein Versagen. Wir dürfen uns der Fürbitte anderer Menschen anvertrauen, wenn wir verstummen. Und wir dürfen darauf vertrauen, dass auch unser hilfloses oder resigniertes Schweigen von Gott verstanden und angenommen wird.

Ich weiß nicht, wie es Ihnen ergeht, aber ich persönlich ziehe Trost und Hoffnung aus seriösen Berichten über Nahtoderfahrungen. Menschen, die für eine Weile klinisch tot waren, berichten uns tausendfach, dass sie sich von ihrem Körper lösten, einen Blick in die andere Welt tun durften und einer Liebe begegnet sind, für die es keine menschlichen Worte gibt, die so umfassend beglückend war, dass es schwerfiel, wieder in den Körper zurückzukehren.

Es ist inzwischen gut erforscht, dass es dabei nicht um Halluzinationen geht, sondern um ernst zu nehmende, reale Erfahrungen. Menschen, die eine solche Erfahrung haben machen dürfen, bezeugen uns, dass sich ihr Leben dadurch dramatisch verändert habe und sie keine Angst mehr vor dem Tod haben, sondern sich nach dieser Drübenwelt sehnen. Solche Erfahrungen, meine ich, müssen wir sehr ernst nehmen und dürfen sie nicht der Esoterik überlassen. Sie sind Geschenk für uns alle.

Was wir als Tod erfahren, wird der Übergang in ein ganz anderes Leben sein. Das Erkennen unserer selbst wird allen Täuschungen und allem Bruchstückhaften entnommen sein. Die Zusammenhänge, die wir in dieser Welt nur unzureichend erfassen, werden sich ineinander fügen zu einer umfassenderen Erkenntnis. Wir werden in eine neues Leben treten, das von Gottes Geist und von seiner Liebe getragen und durchdrungen ist. Das ist die Hoffnung derer, die sich zu Jesus, dem Christus, bekennen. Und diese Hoffnung lässt uns alles Rätselhafte und Leidvolle dieser Welt anders ertragen, denn es ist nicht das Letzte.

Nein, es geht nicht um Beweise der Wirklichkeit dessen, was wir „Himmel" nennen, aber doch um Hinweise, die uns die tiefe Wahrheit des Evangeliums ahnen lassen. Für mich bezeugen solche Erfahrungen, dass alles, worauf wir als Christen unser Vertrauen setzen, zutiefst real ist, dass hinter allem Rätselhaften und Unbegreiflichen eine unermessliche Liebe verborgen ist.

Diese Liebe begleitet uns, das ist unsere Hoffnung, auch da, wo wir uns verlassen, zerlitten und verloren fühlen.

Sie ist oft nicht ablesbar an unserem Leben hier. Alles Leiden ist ein Vorletztes, ist Durchgang auf ein letztes großes Ziel hin. Und wir sind eingeladen, uns zu öffnen für die Zeichen, die uns als Wegbegleitung geschenkt werden.

Meiner Erfahrung nach werden wir ihrer nicht immer inne. Es gibt Wegstrecken der Dürre und inneren Dunkelheit. Auch die großen Gottsucher, die Mystikerinnen und Mystiker haben das erlebt. Es kann dauern. Aber dass ein Mensch, der sich öffnet, so gut er es eben vermag, gänzlich und dauerhaft ohne Antwort bleibt, widerspricht meiner Erfahrung.

Einer allein jedoch kann das Vertrauen nicht durchtragen. Aber wir miteinander können uns gegenseitig stärken und ermutigen, die Hoffnung zu wagen, und einander beistehen, wenn einer stolpert und hinfällt und alles nur noch in Zweifel ziehen kann, weil das Leidvolle ihn überwältigt. Wir brauchen einander, und wir brauchen Gottes Heiligen Geist, um die

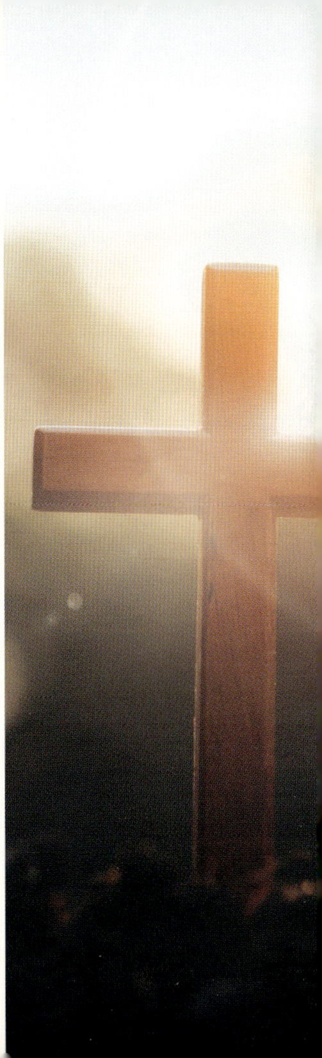

Abgründe dieser Welt zu bestehen. Und wir brauchen einander womöglich dringlicher als je zuvor, denn wir leben zumindest in Europa in einer Zeit, in der der Glaube am Verschwinden ist und der Bildungsnotstand des Herzens ein erschreckendes Ausmaß angenommen hat. Keiner kann allein an der Hoffnung festhalten. Aber wir können miteinander auf dem Weg sein, uns gegenseitig stützen und stärken, wenn es schwer wird.

Glaube ist nicht leicht. Aber er ist in meinen Augen das Größte und Kostbarste, was wir haben für uns selbst, füreinander und für diese Welt.

Was immer uns zustößt auf dieser Welt an Erschreckendem und Verwirrendem: Wir können niemals tiefer fallen als in die Hände der ewigen Liebe. In dieses Vertrauen lassen Sie uns immer wieder heimkehren, liebe Leserinnen und Leser. Zu diesem Vertrauen lassen Sie uns einander Mut machen.

Ich möchte schließen mit einem Gebet:

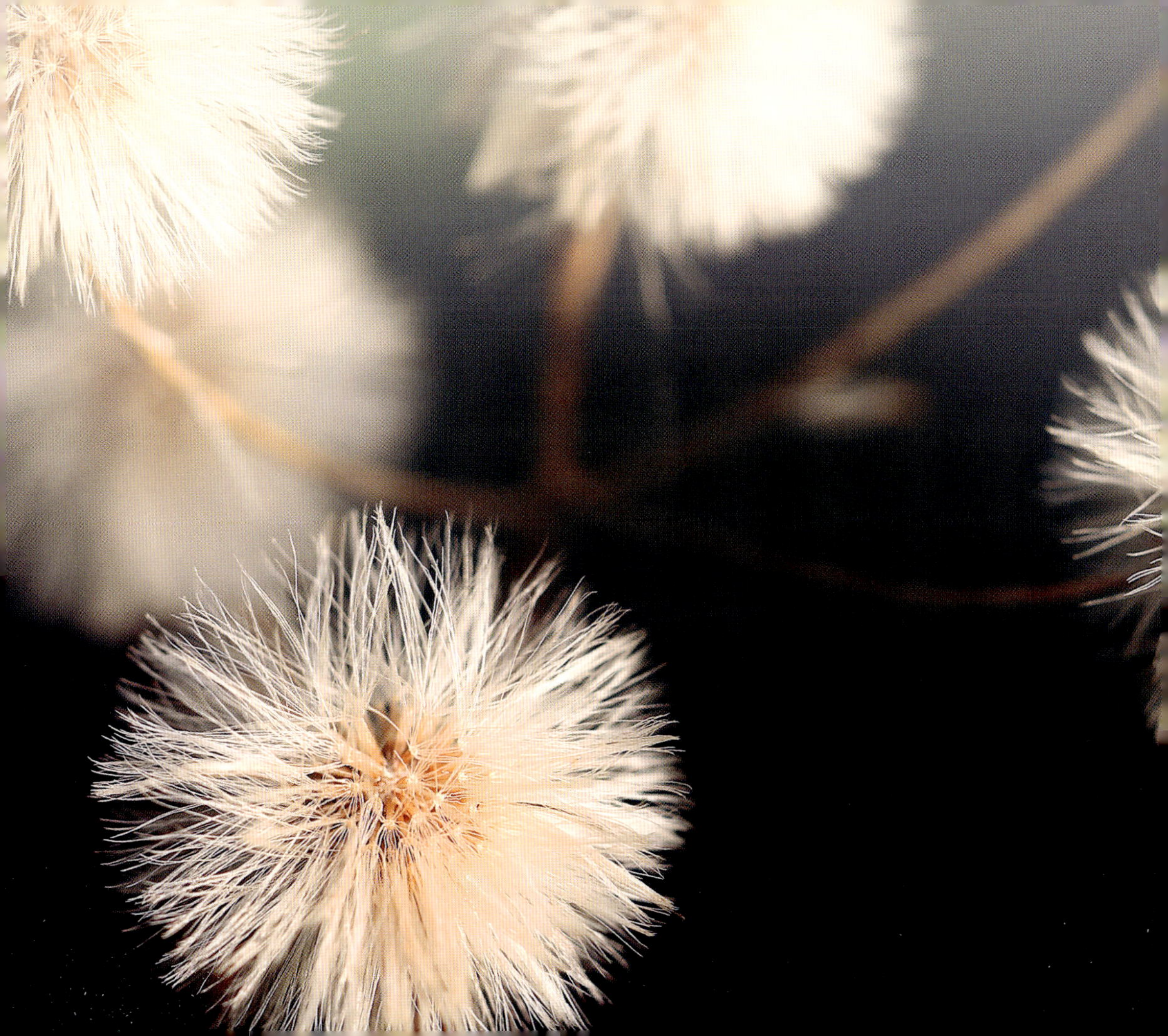

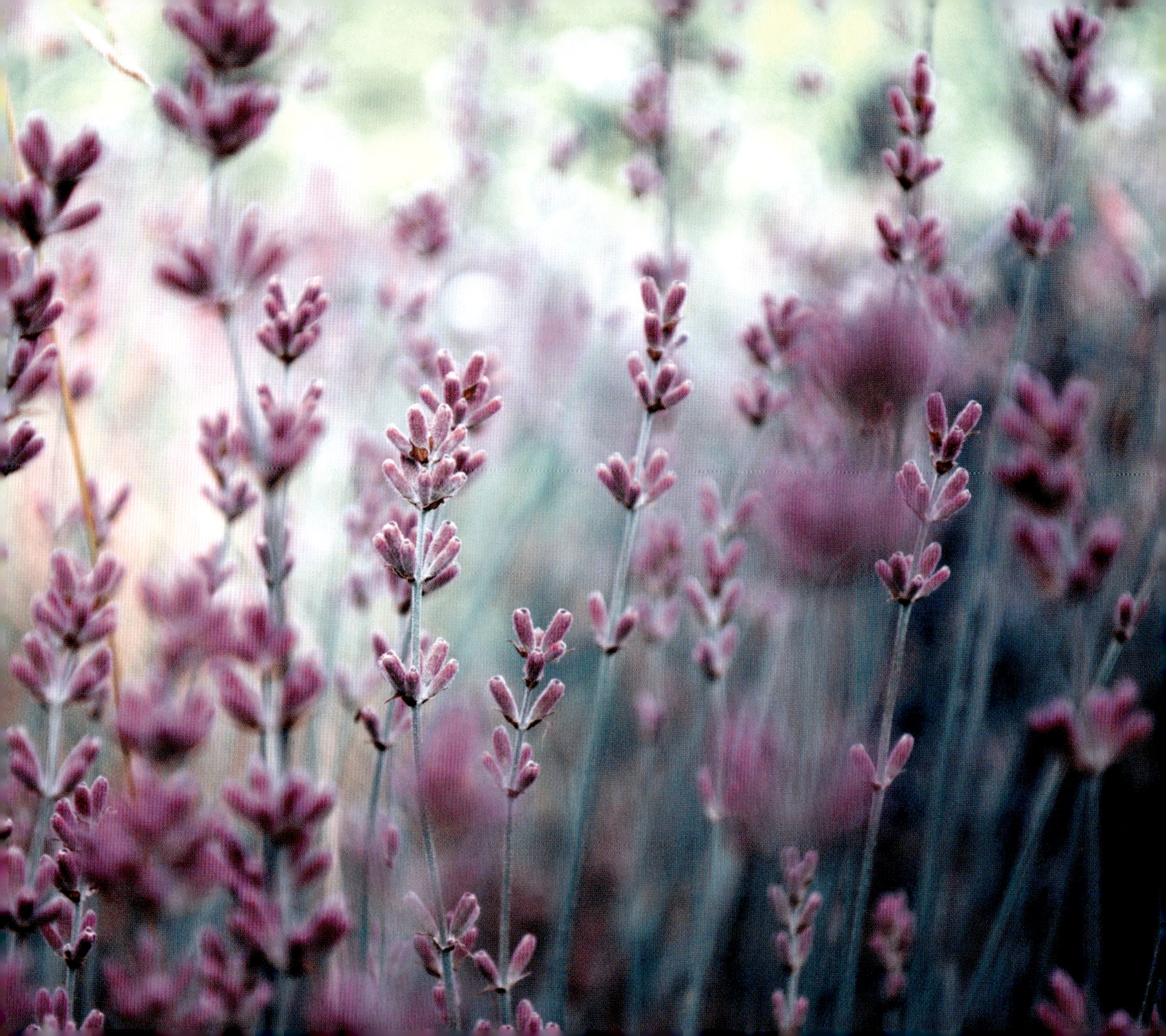

Herr Jesus Christus,
Du Zuflucht aller, die durch Angst, Leid und Trauer gehen,
Komm, du Verletzter für uns Verletzte,
Komm in unseren Schmerz, in unsere Verlassenheit,
in unsere Sprachlosigkeit.
Komm in alles Verwundete, in alles Ungeheilte
und Zerbrochene unseres Lebens.
Komm in unsere Ratlosigkeit,
in unsere Gefühle der Wut, der Empörung,
der Auflehnung, der Resignation, der Kränkung.
Du verstehst jede, jeden von uns tiefer,
als je eine Mensch es könnte.
Was immer wir empfinden, du fühlst mit
und nimmst uns liebevoll an.
Wir öffnen dir jetzt unser Herz und bitten dich:
Lass uns deine Nähe erfahren, die uns heilt und tröstet.
Stärke uns in dem Vertrauen,
dass du mit uns auf dem Weg nach Hause bist,
wo es keine Tränen mehr geben wird.
Amen

Antje Sabine Naegeli,
geboren und aufgewachsen in Schleswig-Holstein, ist eine bekannte Theologin und Autorin. Sie ist ausgebildet in Gesprächstherapie und humanistischer Psychotherapie, lebt in St. Gallen/Schweiz und arbeitet dort seit langen Jahren in eigener Praxis.

2., neu überarbeitete Auflage 2022

www.brunnen-verlag.de
Redaktion: Irmtraut Fröse-Schreer
Umschlaggestaltung: Daniela Sprenger
Gestaltung und Satz: Daniela Sprenger
Fotos: Adobe Stock (Umschlag), Shutterstock
Druck: L.E.G.O., Italien
ISBN 978-3-7655-3248-1